MÉMOIRE

SUR

LA NATURE DE LA FOLIE

ET SUR

LE TRAITEMENT A LUI OPPOSER,

PAR LÉOPOLD TURCK,

DOCTEUR EN MÉDECINE DE LA FACULTÉ DE STRASBOURG, MÉDECIN A PLOMBIÈRES,
ANCIEN MEMBRE DE L'ACADÉMIE DES SCIENCES ET DE LA SOCIÉTÉ D'AGRICULTURE DE NANCY,
CORRESPONDANT DE LA SOCIÉTÉ DES SCIENCES MÉDICALES DU DÉPARTEMENT DE LA MOSELLE,
MEMBRE
DE LA SOCIÉTÉ D'ÉMULATION DES VOSGES, DE LA SOCIÉTÉ MÉDICALE D'ÉMULATION DE LYON,
DE LA SOCIÉTÉ ROYALE DE MÉDECINE DE MARSEILLE,
DE LA SOCIÉTÉ D'AGRICULTURE DU CANTAL, DE LA SOCIÉTÉ VAUDOISE DES SCIENCES MÉDICALES,
DE LA SOCIÉTÉ MÉDICO-LÉGALE DU GRAND-DUCHÉ DE BADE,
DE LA SOCIÉTÉ MÉDICO-CHIRURGICALE DE ZURICH, ETC.

PARIS,

CHEZ J.-B. BAILLIÈRE, LIBRAIRE DE L'ACADEMIE ROYALE DE MEDECINE,
Rue de l'École de Médecine, 17.

PLOMBIÈRES,

CHEZ BLAISE, LIBRAIRE.

1845.

AVANT-PROPOS.

J'aurais eu bien de la facilité à convertir ce mémoire en un épais volume. J'aurais pu, à l'occasion de la folie, faire tout un traité de philosophie; parler d'Aristote, de Platon, de Locke, d'Helvetius, de Condillac, de Cabanis, de Kant, de M. Cousin et de beaucoup d'autres penseurs tant anciens que modernes; mais j'aurais grossi mon ouvrage sans aucune utilité réelle pour mes lecteurs. J'aurais également pu faire de longues dissertations sur l'hypocondrie et la folie, que je confonds comme parties d'un même sujet, comme variétés d'une affection identique; mais j'ai cherché au contraire à rendre mes idées sous la forme la plus concise et la plus claire, à les débarrasser de tout entourage inutile. J'aurais pu emprunter aux praticiens qui m'ont précédé plus ou moins de faits que j'aurais ajoutés à ceux que m'a fournis ma pratique; mais ils n'auraient pas ajouté beaucoup aux convictions que je cherche à former. Je ne veux pas en effet m'adresser à une seule classe de lecteurs, aux médecins érudits dont le nombre est grand et chez lesquels on observe assez généralement de la tendance à se rallier aux idées qui s'abritent sous des noms connus. C'est à tous les médecins que je voudrais soumettre mes opinions, aux praticiens que le grand nombre de leurs malades arrache aux douceurs de l'étude et des méditations, tout aussi bien qu'aux penseurs habituellement absorbés par la contemplation d'une partie quelconque du vaste domaine de la médecine, domaine que quelques-uns voudraient scinder aujourd'hui en des régions entièrement séparées, comme si tout, dans l'économie vivante, ne concourait pas vers un but unique, comme si chaque partie ne participait pas à la vie de l'ensemble, ne contribuait pas à le constituer, n'en dépendait pas de la manière la plus étroite et n'était pas indispensable au maintien de l'harmonie des fonctions. Mais en m'adressant à tous mes confrères autant qu'un médecin obscur comme je le suis peut le faire, je suis bien loin de leur demander d'adhérer avec empressement à mes opinions, je leur demande seulement de les examiner avec impartialité, de leur accorder l'attention que méritera toujours le grave sujet dont je m'occupe, et j'aime à croire que de leur examen, de leurs expériences, il résultera que la voie que j'indique est la meilleure à suivre, et qu'une fois bien connue, les fous et les épileptiques seront aussi facilement guéris que les autres malades.

Je parle à peine dans ce mémoire des épileptiques, mais ceux de mes confrères qui auront bien voulu le lire comprendront facilement les analogies nombreuses qui existent entre la folie et l'épilepsie, et arrivant, dans le premier cas, à modifier, à modérer l'innervation, qui agit toujours alors avec trop de force, ils ne tarderont pas à connaître, dans le second cas, les moyens à employer pour empêcher l'accumulation morbide du fluide nerveux et sa décharge instantanée sur le cerveau. Au reste, si ce premier travail est accueilli avec quelque faveur, j'en publierai bientôt un second, celui que j'ai soumis il y a deux ans à l'académie royale de médecine de Paris, mais considérablement augmenté. Dans ce mémoire, je rapportais l'exemple d'épileptiques rapidement guéris par le rétablissement des sécrétions cutanées chez les uns, par la diminution de selles trop abondantes chez les autres, et je demandais à l'illustre société à laquelle je l'avais adressé, la nomination de commissaires chargés de rechercher avec soin, dans les hôpitaux de Paris, les lésions de sécrétion des épileptiques et des fous. Cette proposition était d'une bien grande importance et sa réalisation mettrait promptement sur la voie qu'il faut suivre pour guérir ces maladies si graves, sur lesquelles nous ne possédons aucune théorie de quelque valeur, et que l'on sait si peu soigner qu'il y a encombrement de malades à la Salpétrière et à Bicêtre, et nécessité d'en exporter annuellement une partie dans les hôpitaux des départements.

L'académie royale de médecine a bien voulu nommer une commission pour examiner mon travail et les moyens que je proposais : j'aime à espérer qu'il en résultera quelque bien. Cependant, de tous les commissaires, le plus habile, le plus indépendant et le plus équitable étant très-certainement le public, c'est à lui que je m'adresse aujourd'hui pour le rendre juge de ma manière d'envisager la folie, maladie bien plus redoutable encore que l'épilepsie et beaucoup plus commune. Ce n'est pas, je le répète, que je m'attende à voir accueillir tout d'abord mes opinions avec faveur. Le plus grand nombre de mes confrères me saura quelque gré sans doute de mon zèle, mais repoussera mes idées comme d'insoutenables hypothèses; ce ne sera qu'à la longue et alors qu'elles auront été plus ou moins modifiées par d'autres expérimentations qu'elles pourront être généralement accueillies.

Quand, en présence des tristes résultats que l'on obtient généralement aujourd'hui, on tentera l'application de ma méthode et que le succès viendra presque toujours déposer en sa faveur, elle perdra son air étrange; mais alors on prouvera bien facilement qu'elle ne m'appartient pas et que les anciens connaissaient et appliquaient le traitement que je recommande. Pour le faire mieux accueillir, je fournirais volontiers des armes contre moi, et sans remonter bien haut, je demanderais au médecin de Lausanne, qui, au siècle dernier, avait conquis une réputation non moins étendue et non moins belle que celle dont jouit aujourd'hui à tant de titres mon ami, M. le docteur Mayor, je demanderais, dis-je, à Tissot ce qu'il pense de l'emploi des bains tièdes dans le traitement des graves maladies des nerfs : il me répondrait en ces termes : « La sécrétion à laquelle il faut toujours faire le plus d'attention, c'est la transpiration : dans les maladies nerveuses, la transpiration est souvent très-irrégulière, la peau est presque toujours dans un état spasmodique, et il faut y remédier : le remède le plus sûr pour cela c'est le bain tiède, pris tous les jours à jeun et plus ou moins long... Il est difficile de croire, sans l'avoir éprouvé, le bon effet de ce remède, recommandé *dans tous les temps, mais toujours ou trop peu ordonné ou ordonné pour trop peu de temps...... C'est par centaines qu'on doit le prescrire dans des cas graves, et quelquefois sans terme limité. » Un des contemporains de Tissot, Pomme a donné de nombreux faits prouvant l'excellence du bain tiède prolongé. Ce bain était en grand honneur au moyen âge; je n'indique donc pas un moyen nouveau, seulement, je crois que, profitant des travaux de nos prédécesseurs et de ceux de nos contemporains, j'ai mieux apprécié la nature de la folie qu'on ne l'avait fait jusqu'à moi et mieux indiqué le traitement qu'elle nécessite. Ma théorie de la folie est aussi bien plus rassurante, pour les personnes qui ont été folles et pour les parents des fous, que les théories le plus en honneur aujourd'hui, qui tendent toutes à présenter le cerveau comme le siége de cette maladie, et à établir que ce noble organe a perdu chez les aliénés la plus grande partie de sa valeur; tandis que le cerveau d'un homme qui est fou ou qui l'a été, peut ne le céder en rien au cerveau de l'homme le mieux portant, dont il ne diffère habituellement alors que parce qu'il reçoit d'ailleurs des excitations morbides.*

MÉMOIRE

SUR

LA NATURE DE LA FOLIE

ET SUR

LE TRAITEMENT A LUI OPPOSER.

CHAPITRE Ier.

OPINIONS DES MÉDECINS ANCIENS ET MODERNES SUR LA FOLIE.

La folie est une maladie encore entièrement inconnue; il est facile de s'en convaincre en lisant les ouvrages des médecins qui se sont occupés de son histoire. Pour expliquer sa nature, ils ont mis en avant des hypothèses plus ou moins séduisantes et qui, suivant eux, devaient fixer désormais la science; mais aucune d'elles ne peut satisfaire un esprit exact : je le démontrerai après les avoir passées rapidement en revue. Je ne réussirais qu'à constater cette grande et triste lacune dans notre science que j'aurais atteint un but utile. Signaler une erreur, quand même on n'a pu découvrir encore la vérité dont elle tient la place, n'est-ce pas déjà un service rendu? Mais j'espère faire mieux et indiquer, sinon parcourir entièrement la route qu'il faut suivre pour arriver enfin à connaître la véritable nature de la folie et, par conséquent, les meilleurs moyens de la guérir. Je ne me bornerai pas, dans cette seconde partie de mon mémoire, à exposer des idées théoriques; je les fortifierai par l'histoire de faits assez nombreux et assez concluants ponr mériter l'attention de mes lecteurs.

Hippocrate, dans ceux de ses livres qui nous sont restés, parle à peine de la folie. Celse expose, avec son élégance accoutumée, les différents moyens employés de son temps pour la combattre. Il parle d'abord de la folie aiguë avec fièvre, qu'il divise en différents genres, suivant que les fous sont gais ou tristes, faciles à maintenir ou furieux, emportés par un premier mouvement, ou calculant les moyens de satisfaire leurs passions dominantes. Il reconnaît un autre genre de folie, se déclarant d'abord sans exciter de fièvre, mais en produisant ensuite une très-légère ou caractérisée par la tristesse, amenée, selon lui, par la bile noire. Il admet une dernière espèce de folie, la plus durable de toutes : les malades sont gais ou tristes; leur maladie ne nuit en rien à leur santé, à la durée de leur vie.

Déjà, du temps de Celse, on avait remarqué la grande utilité du sommeil dans le traitement de la folie aiguë. « *Omnibus vero sic affectis somnus et difficilis et præcipue necessarius est*, » disait cet auteur. La bile noire, les humeurs viciées lui paraissent la cause la plus ordinaire de la folie, aussi conseille-t-il contre elle l'ellébore blanc et le noir, le premier comme vomitif, le second comme purgatif : à ces moyens il ajoute la saignée, les affusions sur la tête et les lotions de cette partie du corps avec de l'eau simple ou médicamenteuse. Il ne se borne pas à conseiller les coups pour maintenir les fous furieux, mais il les conseille encore, ainsi que la faim et les chaînes, comme méthode de traitement. « *Si vero con-*

silium insapientem fallit, tormentis quibusdam optime curatur. Ubi perperam aliquid dixit aut fecit, fame, vinculis, plagis coercendus est. » On conseille aujourd'hui, dans le même but, la douche froide sur la tête; c'est, comme nous le verrons plus loin, l'un des plus puissants moyens du traitement *moral* de la folie.

Rufus donne une théorie plus complète de la maladie qui nous occupe : elle est toujours due, suivant lui, à une affection du cerveau, tantôt produite par l'altération du sang de tout le corps devenu mélancolique, tantôt par l'altération seule du sang du cerveau mélangé à de la bile jaune ou brûlée et épaissie par sa trop grande chaleur. Le cerveau devient malade encore, nous dit Rufus, par suite de l'action sympathique qu'exercent sur lui les viscères qui avoisinent le diaphragme, ou bien par l'atrabile qui s'en empare, ou bien par une vapeur mélancolique qui s'élève jusqu'à lui. Le médecin d'Ephèse explique du reste, en anatomiste habile, les sympathies de l'estomac et du cerveau par l'intermédiaire de nerfs allant de l'un à l'autre de ces organes; il cherche à expliquer aussi le genre du délire par la nature de la cause qui constitue la maladie. Tel se croit un vase de terre par suite de la sécheresse et du froid naturel à l'humeur mélancolique; tel autre se croit sans tête parce que sa tête, remplie de vapeur, est devenue réellement plus légère. Si la plupart de ces idées sont des hypothèses dont nous comprenons facilement toute la fausseté, jugeons-les avec indulgence; tenons compte à leur auteur des efforts qu'elles lui ont coûtés et rappelons-nous que, parmi les opinions que nous considérons aujourd'hui comme incontestables, beaucoup pourront vieillir à leur tour et exciter au même titre le rire de la postérité.

Si la folie est due à ce que toute la masse du sang est devenue mélancolique, Rufus conseille la saignée. Il n'en est plus de même si le sang du cerveau seul est malade, et Rufus donne des préceptes pour distinguer ces deux cas. A la folie produite par une affection primitive du cerveau, il oppose des bains fréquents, *assiduis balneis*; à celle qui est due à une humeur dont son peu de durée permet d'espérer l'évacuation, il oppose des remèdes variés et puissants. « *Oportet autem*, ajoute-t-il, *incipiente morbo mederi, nam inveteratum et auctum medentis manus respuit.* »

Que la folie soit due à une affection primitive ou secondaire du cerveau, Possidonius recommande contre elle les purgatifs.

Galien, qui attribue un certain nombre d'épilepsies à un suc épaissi par la pituite dans les ventricules du cerveau et principalement dans le ventricule postérieur, qu'il considère comme le plus noble, pense que ce suc est une des causes de la mélancolie, quand il se trouve en grande quantité dans la substance du cerveau. Il en est de même du suc formé par l'atrabile aux dépens de la bile jaune recuite, et qui produit le délire férin quand il abonde dans l'encéphale. Ce délire est avec ou sans fièvre. La folie qui tire évidemment son origine d'une bile peu colorée, est la plus douce de toutes.

Galien compare la mélancolie produite par les affections hypocondriaques au délire causé par les maladies aiguës. C'est alors la chaleur qui se propage jusqu'au cerveau, ou bien un esprit vaporeux analogue à la fumée ou à la suie qui s'élève jusqu'à cet organe. Le médecin de Pergame indique, comme Rufus, les signes auxquels on distingue les trois genres de maladie. Il conseille aussi la saignée générale pour combattre la manie due au sang mélancolique.

Cœlius Aurelianus dit que la manie est une aliénation à marche lente, ce qui la distingue de la frénésie : il ajoute que, sous ses différentes formes, elle ne constitue cependant qu'une seule maladie, et que son siége est dans tout l'appareil nerveux, quoique la tête soit plus compromise que les autres parties.

Pour guérir la folie, Cœlius Aurelianus conseille un grand nombre de moyens, tels que les ventouses scarifiées à l'épigastre, aux épaules et sur la tête, au début, ainsi que des sangsues, la saignée, des frictions et des fumigations de différents genres. Il s'occupe avec soin de l'habitation des maniaques, de la surveillance dont ils ont besoin, des exercices qui leur conviennent, au nombre desquels il met des lectures et des questions proportionnées à leur intelligence, le spectacle, le chant, la déclamation et des auditeurs disposés à les applaudir. Les questions devront toujours être appropriées à l'état du malade; au cultivateur on parlera d'agriculture, et de navigation au matelot. La promenade et les frictions succéderont aux exercices intellectuels. Si ces moyens ne suffisent pas, Cœlius Aurelianus en conseille beaucoup d'autres, tels que des applications topiques, l'insolation de tout le corps moins la tête, des exercices fatigants, l'ellébore blanc donné souvent comme vomitif, les eaux minérales, des voyages sur terre et sur mer : « *Et animi avocamentis quibus mentis laxatio fiat.* » En parlant de la mélancolie, il rejette comme une vaine hypothèse l'opinion qui lui donnait la bile noire pour origine. D'après lui, de mauvaises digestions, des vomissements continuels, des boissons et une nourriture âcre, le chagrin, la crainte, la produisent. Elle diffère de la manie en ce qu'elle est due à une maladie de l'estomac, tandis que chez les maniaques c'est la tête qui souffre. Beaucoup des moyens indiqués pour guérir ceux-ci conviennent à ceux-là; toutefois, Aurelianus défend la saignée et l'hellébore aux mélancoliques.

Les Arabes n'ont guère fait que commenter Galien, qui a régné sans partage dans nos écoles jusqu'au XVIIe siècle.

Paracelse, et après lui les médecins chimistes, pensaient que les métaux jouissent d'une vertu particulière, propre à rétablir l'intelligence, à guérir la folie. C'était surtout aux sels de cuivre qu'Homberius attribuait cette puissance.

Van Helmont, adoptant l'archée de Paracelse, le multiplia pour expliquer les mystères de la vie. D'après lui, les différents genres de folie sont dus à l'archée dirigeant, il le caractérise ainsi : « *Præses demum ille manet curator, rectorque internus finium, in obitum usque.* » Il lui donnait, ainsi qu'à toutes nos idées, la rate pour origine : « *Splen ergo tam fons est idæarum conceptarum in imaginativa hominis quam ipsius archei.* »

Sylvius Leboe attribuait la folie à l'altération de nos humeurs.

Boerhaave considérait la folie comme une maladie éminemment sthénique : « *Ut plurimum immensum robur musculorum*, disait-il, *pervigilium incredibile, tolerantia inediæ et algoris, imaginationes horrendæ.* » Et plus loin il ajoutait : « *Quæritur nunc quænam sit causa quæ illud organum corporeum distributorium et scaturiginem spirituum ita turbat? Respondeo quidquid tam fortiter per sensus externos afficit illam partem sentientem primam corpoream ut effectus sit major quam omnes effectus aliarum causarum in illud organum agentium.* » Aussi conseille-t-il de remplacer l'idée folle par une autre plus puissante, et cite-t-il avec éloge la méthode d'un praticien hollandais qui faisait battre à coups de courroies le fou en traitement, lorsqu'il exprimait des idées folles : les exécuteurs de cette prescription barbare étaient quatre fous qui s'enorgueillissaient de la tâche qu'ils avaient à remplir. Disons aussi que Boerhaave attribue certaines folies à l'atrabile, ainsi que le faisaient les anciens.

Morgagni, dont les travaux ont eu une si grande influence sur la médecine moderne, a inutilement recherché la cause de la folie dans les lésions du cerveau, ainsi que l'on peut s'en assurer en lisant ses lettres 8 et 61. Les anatomo-pathologistes qui lui ont succédé n'ont pas été plus heureux.

Le médecin d'Arles, Pomme, pour expliquer les maladies appelées nerveuses, prétendait que les nerfs se racornissaient alors, et, suivant lui, les délires maniaques et hypocondriaques sont dus à ce racornissement, à la tension spasmodique des nerfs amenant l'engorgement des vaisseaux sanguins, et nécessitant l'emploi des bains prolongés.

Pinel a traité la folie plutôt en philanthrope qu'en médecin. Il a brisé les chaînes des aliénés, et cela seul est un beau titre à la vénération de la postérité ; mais il n'a donné aucune théorie de la folie. Bien nourrir et bien vêtir les fous, les exercer autant que possible en les empêchant de se nuire ou de nuire aux autres : voilà tout son traitement.

Le successeur et l'élève de Pinel, Esquirol, en admettant cinq genres de folie, reconnaît que toutes ces formes peuvent s'alterner, se remplacer chez le même malade et paraître successivement toutes dans un temps très-court ; cependant il conclut à conserver cette division qu'il croit bien fondée. Il convient, du reste, de l'impuissance de l'anatomie pathologique pour nous révéler la nature de la folie, et il n'ose pas tenter un travail si difficile.

Gall et Spurzheim ont placé dans le cerveau le siége de la folie, et ils ont cherché, dans ses différentes nuances, de nouvelles preuves en faveur de leur doctrine de la pluralité des organes de l'intelligence. Selon Spurzheim, des recherches attentives devraient toujours montrer, dans certaines parties du cerveau des fous, des lésions de tissu ou de coloration.

Pour l'illustre réformateur du Val-de-Grâce, la folie est toujours une irritation du cerveau. Il a développé cette opinion dans un de ses ouvrages les plus remarquables : *Traité de l'irritation et de la folie.*

Joseph Franck admet dix espèces de folie. Il considère aussi cette maladie comme une irritation du cerveau, soit primitive, soit sympathique.

C'est surtout dans le système ganglionaire que Sprengel veut que l'on recherche les causes de la folie; il trouve la preuve de cette opinion dans les angoisses, le bouillonnement intestinal qui naissent du plexus sphlanchnique, et sont les avant-coureurs de la folie. Il expose les rapports qui existent entre les ganglions et le cerveau, sur lequel ils agissent d'une manière vicieuse chez les fous. Il constate en ces termes l'exaltation de leurs forces musculaires : « *Simul incredibilis est musculorum vis ut fortissimis compedibus vinciri nequeat.* » Du reste, l'hypocondrie et la manie ont, selon Sprengel, les mêmes causes et les mêmes effets.

C'est dans l'altération des membranes du cerveau et du cerveau lui-même, que MM. Falret, Voisin et beaucoup d'autres médecins de notre époque voient la cause de la folie; enfin, MM. Leuret et Michéat regardent la folie et l'hypocondrie comme des affections purement morales, comme de simples erreurs de l'esprit, et cette dernière opinion obtient maintenant en France des couronnes académiques.

CHAPITRE II.

CRITIQUE DES OPINIONS PRÉCÉDENTES SUR LA FOLIE.

Nous avons vu que, dans l'antiquité, la plupart des médecins attribuaient la folie à une altération de sécrétions, à la bile, à l'atrabile surtout, mais aucun des travaux de cette époque ne démontre cette assertion. L'atrabile n'a pas d'existence réelle, et souvent la bile se mêle au sang en quantité considérable sans que l'intelligence en soit en rien troublée.

Cœlius Aurelianus avait déjà fait justice de cette opinion, mais ce médecin si judicieux, si grand, malgré l'obscurité de son style, au milieu des grandes figures de ces temps éloignés, en attribuant la folie à une affection de tout le système nerveux, n'a fait que remplacer une erreur par une autre. En effet, nous voyons dans la folie un grand nombre des diverses parties du système nerveux fonctionner très-régulièrement; et, avant de déclarer que les autres sont malades, il faudrait en avoir des preuves bien évidentes; or ces preuves manquent entièrement, ainsi que nous le verrons plus loin. Cœlius Aurelianus n'était donc pas plus fondé à considérer la folie comme une maladie de tout le système nerveux que ses prédécesseurs à l'attribuer à la bile ou à l'atrabile.

Les médecins arabes et les médecins chimistes des XVe, XVIe et XVIIe siècles, n'ont pas avancé davantage l'étude de cette grave question; ils n'ont amélioré en rien le traitement de la folie.

Les archées de Paracelse et de Van Helmont n'ont pas droit aujourd'hui à une réfutation sérieuse.

Boerhaave reconnaît que la folie développe une force musculaire très-considérable, qu'elle permet de supporter d'énormes veilles, la faim, la soif, le froid et le tourment d'idées épouvantables. Il est bien à regretter que cet homme éminent, après avoir défini quelques-uns des effets de la folie en un style que Tacite avouerait, ne se soit pas demandé quelle pouvait être la source où la nature puisait alors cette exagération si remarquable des forces. Il est très-probable que Boerhaave ne nous aurait laissé, dans ce cas, d'autre tâche que celle d'appliquer aujourd'hui la science qu'il aurait fixée lui-même. Il n'en est malheureusement pas ainsi, et bientôt, abandonnant un terrain solide qu'il pouvait si bien féconder, nous le voyons émettre et développer une hypothèse qui, pour être renouvelée de nos jours, n'en est pas moins une bien grave erreur. « *Insanus est*, dit-il, *cui mens laborat, licet corpus possit esse integrum.* » Pour lui, la folie n'est plus qu'une idée trop fortement empreinte dans le cerveau, qu'il faut remplacer par une autre, dût-on employer pour cela les courroies du praticien hollandais et tous les tourments indiqués par Celse. Mais si la folie n'était qu'une idée trop fortement empreinte dans le cerveau, celle qu'on lui substituerait, plus puissante encore que la première, ne changerait en rien la maladie; elle ne ferait que changer l'objet du délire sans améliorer l'état du malade. Disons aussi, comme nous aurons l'occasion de le démontrer plus loin, que cette doctrine ne donne aucune explication sur l'origine du développement si considérable parfois des forces physiques ; elle est aussi fausse que celles qui l'ont précédé.

Morgagni n'a pu trouver la cause de la folie dans des altérations du cerveau, et n'a point laissé, que je sache, de théorie sur cette maladie.

Le racornissement des nerfs inventé par Pomme ne

mériterait même pas une simple mention, sans l'intérêt qui s'attache aux merveilleux effets des bains prolongés, si souvent prescrits par le médecin d'Arles.

Pinel et Esquirol n'ont pu soulever le voile qui cache encore la nature de la folie; nous n'avons donc pas à réfuter leurs doctrines à cet égard.

On sait aujourd'hui que beaucoup de fous meurent sans avoir d'altération du cerveau ou de ses enveloppes, et quand bien même on en trouverait toujours, elles ne feraient que constater un des effets de la folie sans nous en dévoiler la nature; aussi devons-nous rejeter comme fausses les doctrines de MM. Voisin et Falret, d'autant plus qu'il est reconnu de tout le monde que les altérations organiques trouvées chez les fous ne sont point identiques, ou que l'on en rencontre d'absolument pareilles chez une foule de personnes qui ont toujours eu le libre usage de leur raison.

Le professeur Broussais veut que l'on cherche dans l'encéphale le siége de la folie, constamment produite, prétend-il, par l'irritation de ce viscère. D'après mon illustre maître, cette irritation doit toujours être suivie et accompagnée de celle des capillaires sanguins et lymphatiques qui servent à ses fonctions, à sa nutrition; il est persuadé du reste que le cerveau rougit, s'injecte de sang, s'échauffe d'une manière très-remarquable quand il agit avec beaucoup d'énergie, soit dans les phénomènes de la pensée, soit dans ceux de l'innervation motrice. Voilà des assertions bien claires, bien positives, sans doute : sont-elles fondées? Il s'en faut bien et Broussais lui-même va nous le démontrer : « Que se passe-t-il de matériel, dit-il, dans les nerfs et dans le cerveau pour l'exécution de leurs fonctions et indépendamment des affinités moléculaires qui les maintiennent avec leurs propriétés connues? C'est là, comme je l'ai déjà dit, le grand mystère de l'économie vivante... C'est là que nous ne pouvons pénétrer avec aucun de nos sens; c'est dans cette albumine que la cause inconnue que nous avons signalée plus haut se met en rapport avec nous. » Si nous ne pouvons pénétrer par aucun de nos sens dans le cerveau qui pense, comment donc pouvons-nous si bien décrire les modifications matérielles qu'il subit alors? par la voie de l'induction sans doute; mais à quel organe dans l'économie pouvez-vous comparer le cerveau? à aucun autre, et dès lors sur quoi basez-vous votre induction? Broussais reconnaît lui-même que l'intégrité du cerveau peut se conserver très-longtemps chez quelques fous privilégiés, d'où il aurait dû conclure que la folie ne dépend pas d'un désordre matériel du cerveau. Cela est si vrai que nous voyons les altérations morbides du cerveau les plus variées et les plus graves, sans qu'elles produisent la folie, et la folie dépend si peu de l'abord d'une quantité plus considérable de sang dans le cerveau, que souvent l'apoplexie n'altère en rien les fonctions de l'intelligence, même au moment où l'épanchement a lieu, où la paralysie se prononce. Dans l'état physiologique, la circulation peut s'accélérer impunément sous une foule d'excitations diverses sans que la raison en souffre : il en est de même lorsqu'une névralgie faciale, une douleur de dents ou d'oreille font battre avec une grande force une des carotides ou toutes les deux à la fois. Bien loin d'exciter la folie, l'abord du sang en trop grande quantité dans le cerveau produit le sommeil ou la somnolence; enfin, dans le délire des fièvres aiguës et dans le délire chronique, la compression des carotides est sans effet contre eux.

Les partisans de la doctrine de l'irritation ne pouvant plus faire jouer au sang le rôle considérable qu'on lui attribuait dans la folie, soutiendront peut-être que, pour n'être pas sanguine, l'irritation du cerveau n'en existe pas moins sous une forme purement nerveuse. Comment pourraient-ils le prouver si l'action de la pulpe nerveuse n'est accessible à aucun de nos sens, ainsi que Broussais le reconnaît. La doctrine de cet homme si justement célèbre n'est pas mieux fondée que celle de ses prédécesseurs; pour expliquer la folie il a supposé l'irritation du cerveau.

Joseph Franck admet dix espèces de folie : il est vrai qu'il conclut, du passage facile d'une forme de manie dans une autre, que souvent elles reçoivent leur type de circonstances fortuites, et qu'il y a peu de profit pour le médecin à classer ainsi les paroles et les actes des fous. Disons ici, pour ne plus y revenir, que toutes ces divisions de la folie n'ont rien de philosophique ni de réel. Nous voyons une foule de fois, et Esquirol en convient, les mêmes malades présenter dans un court espace de temps tous les symptômes de ces espèces si arbitrairement admises. La folie diffère d'un malade à l'autre, non pas parce qu'elle varie dans sa nature, mais parce que les personnes qu'elle attaque ont des caractères différents, qu'ils peuvent lui offrir plus ou moins de résistance et qu'elle-même varie en intensité. Les ivrognes nous offrent tous les jours un phénomène du même genre. Les uns en effet sont des fous furieux, les autres pleurent de tendresse à tout propos. Ceux-ci prêchent ou déclament, tout orgueilleux de leur prétendu savoir, ceux-là, moralistes sévères, se posent en réformateurs du genre humain, et tous cependant doivent à l'ivresse seule ces symptômes si variés. Ne sont-ils pas la représentation la plus exacte des différentes espèces de la folie, et une preuve de plus de l'erreur où l'on est quand on se fonde sur des caractères aussi peu constants pour classer cette maladie en genres et en espèces.

Sprengel n'est pas plus fondé à attribuer la folie à une altération morbide des plexus splanchniques que Broussais à une irritation du cerveau. Son assertion est toute gratuite. Si Sprengel avait eu des idées physiologiques plus avancées, cet homme savant aurait considéré ce trouble nerveux comme une conséquence de la lésion de la muqueuse digestive et non pas comme sa cause.

M. le docteur Leuret ne pouvant trouver, ni à la simple vue, ni à l'aide du microscope, des altérations cérébrales d'où l'on pût déduire nécessairement la folie, a fait revivre l'opinion de Boerhave que j'ai déjà citée, et a prétendu que cette grave maladie pouvait se présenter isolée de tout symptôme physique; qu'elle n'était qu'une erreur de l'esprit, une maladie purement morale; que c'était un traitement moral qui seul pouvait la guérir, et qui devait consister surtout à substituer chez les fous une impression, une passion à une autre.

J'ai déjà suffisamment démontré le peu de valeur de cette opinion. On sera bien plus convaincu de sa fausseté quand on aura lu ce que je dirai plus loin sur la nature de la folie.

Faut-il conclure pour cela que les faits cités par Boerhave et par M. Leuret n'ont aucune valeur? certainement non, mais ces faits ont été mal interprétés. Aucun ne prouve l'intégrité de la santé des fous qui en ont été le sujet. Ce point cependant était d'une importance capitale; ensuite en les commentant, on n'a tenu compte ni de l'action médicatrice de la nature, ni de l'action de puissants modificateurs physiques employés dans ces traitements prétendus moraux. Est-ce que les coups de lanière dont parle Boerhave, les bains, les douches froides et le travail employés par M. Leuret ne sont pas des agents physiques et de très-puissants? certainement si! Est-ce que la crainte des coups de lanière ou de la douche froide n'a pas elle-même une influence sur notre économie? *Mœstitia et timor impediunt perspirationem crassorum excrementorum perspirabilium*, nous dit Sanctorius.

M. Leuret, en exhumant une opinion que Boerhave avait

défendue, que, bien des siècles auparavant, Celse avait formulée, ainsi que je l'ai déjà dit, n'a pas mieux compris son sujet que ses prédécesseurs, l'a moins bien compris peut-être. Je terminerai ce chapitre par une citation de Joseph Franck. « Nous démontrerons que les manies naissent des mêmes conditions morbides qui donnent naissance aux autres maladies; si nous le prouvons, l'opinion absurde et aussi contraire à la religion qu'à la morale, qui fait naître les manies d'une condition morbide de l'âme elle-même, s'écroulera aussitôt. En effet, on comprendra que, dans les manies, les instruments dont l'âme se sert pour exercer son action sur le corps ont seuls été ébranlés. Cela posé, l'histoire des manies perdra les couleurs dont quelques modernes l'ont revêtue et elle rentrera modestement dans la sphère des autres maladies; ce qui n'aura pas lieu sans un profit évident pour les malades. »

CHAPITRE III.

DE LA NATURE DE LA FOLIE.

La puissance d'attention des monomaniaques, la multitude des idées et la vivacité de l'imagination de beaucoup d'autres fous étonnent toujours le médecin observateur. On n'est pas frappé de moins de surprise quand on étudie les fous au point de vue de leurs forces physiques. Il y a en effet chez le plus grand nombre d'entre eux une augmentation considérable de puissance musculaire. C'est ce qui faisait dire à Boerhave voulant caractériser la folie « *Ut plurimum immensum robur musculorum*, » et à Sprengel « *Simul incredibilis est musculorum vis.* » « On ne saurait expliquer, dit Broussais, comment la vie peut tenir à une dépense d'innervation cérébrale et musculaire comme celle qui se fait parfois durant deux, trois, quatre mois de suite, quelquefois même durant plus d'un an chez ces malheureux. » Il ne comprend pas mieux la résistance au froid de beaucoup de ces malades; « Cela suppose, dit-il, une réparation de forces nerveuses dont la source n'est pas appréciable. » Et cette source est d'autant plus considérable que, la plupart du temps, elle ne peut pas réparer ses pertes par le sommeil et par une alimentation suffisante. Essayons de découvrir cette inconnue, cela est d'une importance capitale pour l'intelligence de notre sujet.

Pouvons-nous, avec MM. Leuret et Michéat, supposer que cette source soit tout simplement une idée fausse trop fortement empreinte dans la mémoire des malades, ou, pour me servir de l'expression de M. Leuret, dans la mémoire des hommes qui se trompent, car c'est ainsi qu'il caractérise les fous? Mais on n'a jamais vu une idée augmenter considérablement les forces musculaires et permettre de braver le froid pendant tout un hiver, par exemple, alors que le malade, sans vêtement, reste accroupi au fond d'une loge, privé qu'il est de sommeil et souvent d'une nourriture suffisante. Est-ce que, dans des circonstances semblables, l'homme sain ne s'affaiblit pas promptement et ne meurt pas à la peine, quelle que soit du reste la puissance de sa pensée, la nature de ses préoccupations, la grandeur de ses espérances ou l'étendue de ses craintes? évidemment si! Il faut donc que nous cherchions ailleurs cette cause inconnue. Serait-elle due à un état pathologique du cerveau? il faudrait pour cela que le cerveau fût la source de cette force, et tous les faits prouvent le contraire. Les hommes à cerveau puissant et bien développé ont habituellement le système musculaire peu énergique, tandis que les athlètes ont presque tous une petite tête, ainsi que les anciens l'avaient déjà constaté et comme le prouvent plusieurs de leurs statues. Mais si le cerveau était la source des forces musculaires, nous trouverions nécessairement cet organe d'autant plus développé dans l'échelle animale que les animaux auraient plus de vigueur. Le lion, par exemple, le tigre, l'ours auraient un cerveau beaucoup plus considérable que le nôtre, et le contraire a lieu. Bien plus, les reptiles et les poissons, qui, de tous les vertébrés, ont le plus de forces musculaires, sont de tous aussi ceux dont le cerveau est le plus petit. Nous savons également qu'un dindon, un canard, une autruche que l'on vient de décapiter peuvent encore marcher, qu'une tortue, une salamandre auxquelles on a enlevé le cerveau peuvent vivre et se mouvoir encore pendant plusieurs semaines. De tous ces faits, concluons donc que le cerveau, sous l'influence d'une idée ou sous celle d'une maladie, n'est pas et ne peut pas devenir la source des forces musculaires; que ses altérations, que son irritation ne peuvent pas expliquer la puissante innervation des fous.

Étudions l'influence du climat sur l'homme : peut-être commencerons-nous ainsi à entrevoir la solution de la question qui nous occupe.

Les habitants des pays secs et chauds se distinguent par leur imagination, par leur vivacité, par leur énergie et par la violence de leurs passions; on remarque tout le contraire chez les habitants du nord : à quoi tient cette différence? principalement à ce que la peau des uns est habituellement stimulée par un air sec et chaud, par un soleil éclatant, tandis que la peau des autres est baignée par un air humide et froid, sous un ciel peu éclairé. Ce fait, que personne ne peut contester, nous montre déjà que la peau exerce sur le cerveau une influence très-grande, et qui suffit pour modifier profondément les manifestations de ce dernier sans sortir même des conditions physiologiques. Notre conviction à cet égard sera complète si nous étudions l'influence d'une vaste et forte insolation sur la peau de la face et du cou, ou celle d'un large érysipèle sur les mêmes régions. Nous voyons en effet se produire très-fréquemment alors un violent délire, un véritable accès de folie. Mais si, au lieu d'être surexcitée, la peau est exposée sans une protection suffisante à un froid rigoureux : à mesure qu'elle en éprouve l'influence, on voit l'imagination s'amoindrir et finir bientôt par s'éteindre pour faire place à une pesant sommeil précurseur de l'asphyxie. Que, dans le premier cas, on couvre la peau de linges imbibés d'eau fraîche, et le délire cesse; que, dans le second, on réchauffe la peau, et vous voyez disparaître l'état comateux, la mort apparente. Tous ces faits ne prouvent-ils pas que, dans les actes de la pensée et dans les graves affections de l'intelligence, le cerveau ne joue qu'un rôle secondaire, qu'il accepte l'impulsion au lieu de la donner.

On m'objectera peut-être que le délire produit par la surexcitation de la peau n'est dû qu'à une action sympathique de cet organe sur le cerveau et le cœur, et à ce que ce dernier envoie vers la tête une trop grande quantité de sang. Cette objection ne détruirait pas le principe que je veux établir : la subordination du cerveau; mais elle n'est pas fondée. En effet, inutilement alors, ainsi que dans le délire des fièvres graves, comprimez-vous les carotides : c'est que l'abondance du sang dans le cerveau ne fait pas délirer, mais provoque au sommeil, ainsi que j'ai eu déjà l'occasion de le dire et que le démontrent une foule de faits pathologiques. Le délire est le résultat d'une action toute nerveuse. Quel rôle la peau joue-t-elle pour le produire ?

Mon frère aîné, dans ses travaux sur la goutte et sur les maladies goutteuses, a donné la solution de cet important problème. Il a démontré d'abord, par des expériences faciles à répéter, que le tissu cellulaire est un tissu isolant tant qu'il n'est pas blessé. Ce tissu, présent partout dans l'économie, est chargé d'arrêter l'électricité qui s'y produit partout, mais principalement dans les sécréteurs, et de la forcer à suivre les conducteurs qui lui sont préparés, les filets nerveux. Il a démontré aussi que la graisse avait à remplir une fonction analogue à celle du tissu cellulaire, et il a expliqué ainsi pourquoi la nature l'avait accumulée en masses si considérables autour des reins. Plus récemment, M. le docteur Lacauchie, dans ses études hydrotomiques, nous a montré les globules de graisse entourant partout les glandes, même les plus petites, comme elle entoure aussi, pour les isoler, les fibres musculaires. Le travail du chirurgien du Val-de-Grace ne fait donc que confirmer sous ce rapport la doctrine de mon frère, en étalant sous nos yeux le merveilleux appareil dont se sert la nature pour conserver et pour utiliser dans l'économie vivante le fluide électrique. Mon frère a démontré aussi, par des expériences que j'ai répétées bien des fois avec lui, que la peau est électrisée négativement, et que sa tension électrique est d'autant plus grande que ses sécrétions sont plus abondantes et plus acides. Il a prouvé que les sécréteurs repoussent de leur tissu, après les avoir séparées du sang, les substances électrisées comme eux; il a donc découvert la loi des sécrétions organiques et la double nature ainsi que la source du fluide nerveux. Il est facile dès lors de comprendre comment la peau surexcitée occasionne le délire : sécrétant trop, elle produit trop d'électricité, qui, par sa tension devenue morbide, exerce sur les manifestations du cerveau et sur les contractions musculaires, une action d'autant plus puissante que l'équilibre des forces nerveuses se trouve détruit par la prédominance du système négatif de l'économie, système composé principalement de la peau, de la muqueuse gastro-intestinale et de l'appareil urinaire.

Dans l'état de santé, cet équilibre est facilement maintenu par la transpiration insensible surtout, qui enlève à la peau une grande partie de l'électricité qui s'y produit sans cesse, et par l'épiderme qui devient d'autant moins isolant que la transpiration le maintient plus humide. C'est pour cela que la folie est bien plus rare sous l'équateur que dans nos pays humides et froids. Dans ces derniers, l'atmosphère habituellement saturée d'eau, dissout difficilement la transpiration, quand surtout elle n'est pas très-active et que par suite la peau a peu de chaleur. Alors l'épiderme plus sec, souvent plus épais et plus mauvais conducteur de l'électricité que de coutume, accumule cette dernière dans la peau au point de produire une tension morbide, capable de développer encore le délire, la folie. Cette maladie peut donc reconnaître pour cause deux états opposés de la peau, mais amenant tous deux un résultat semblable, une tension électrique exagérée.

On m'objectera peut-être que je fais jouer à la membrane qui nous enveloppe et aux autres sécrétions acides un rôle trop important. J'opposerais à cette objection les faits que j'ai déjà cités et les curieuses expériences de M. le docteur Foucauld. Je dirais aussi qu'il n'est pas étonnant de voir la peau remplir un rôle aussi considérable, puisqu'elle est le premier organe créé, qui, à lui seul, constitue un certain nombre d'animaux; enfin, j'appellerais à mon aide un des savants les plus distingués de notre époque, M. Pouillet, dont les expériences tendent à prouver que l'électricité négative est seule capable d'exercer des actions chimiques. Or, pour tout homme non prévenu, désintéressé dans la question, les travaux de mon frère ont incontestablement établi la présence de l'électricité négative à l'état de tension dans le tissu de la peau, et comme résultat des sécrétions de cette dernière. Le pôle négatif de notre économie, la peau, le tube intestinal et les reins, seraient donc chargés, non-seulement de décomposer les sels du sang et d'en rejeter les acides surabondants, mais ils seraient encore chargés de toutes les autres actions chimiques de l'économie; ils auraient à préparer tous les matériaux que les sécréteurs positifs n'auraient plus qu'à séparer du sang.

Si par hasard on me disait que les recherches de M. le docteur Donné sur l'électricité des sécréteurs, attribuent au tube intestinal, et par conséquent à la peau, un rôle différent de celui que mon frère leur a reconnu, je devrais déclarer que M. le docteur Donné avait abordé, sans les connaître, les matières qu'il avait à traiter, ce qui lui a fait attribuer à l'électricité négative les effets de l'électricité positive, et à celle-ci ceux de la première;

mais je devrais reconnaître aussi que ce médecin a fourni depuis d'incontestables preuves de plus de savoir-faire. C'est donc dans les sécréteurs acides qu'il faut chercher la source de cette force nerveuse que Broussais n'a pas pu découvrir. C'est là surtout que la nature puise cette activité physique et morale souvent si étonnante, qui caractérise le plus grand nombre des fous.

CHAPITRE IV.

ÉTIOLOGIE.

Il faut, pour contracter la folie, un tempérament indépendant du volume du cerveau et de sa puissance, indépendant aussi de la forme intérieure du corps et de la prédominance des constitutions bilieuse, sanguine, nerveuse ou musculaire. Ce tempérament est caractérisé par un état particulier de la peau qui permet à cette membrane, dans certaines circonstances, de produire et de conserver plus d'électricité négative qu'il n'en faut au cerveau, électricité qui s'élève alors à un degré de tension morbide.

Le tempérament qui dispose à la folie peut être héréditaire comme les tempéraments goutteux, phthisique, dartreux ou cancéreux. On le rencontre surtout dans les pays humides et froids, de même que ces derniers, et souvent dans les mêmes familles. Il peut se développer spontanément aussi et sous l'empire de causes que nous allons examiner rapidement. L'étude de ces causes est toujours d'une très-grande importance pour le médecin, car ce sont elles qui président au développement de la folie, que cette maladie soit due à l'hérédité ou à un tempérament acquis.

La folie altérant souvent beaucoup les manifestations de l'intelligence, on a été toujours très-disposé à considérer toutes les affections de l'âme comme ses causes les plus puissantes. On est tombé, à cet égard, dans une fâcheuse exagération. Ainsi, en Chine, dans les Indes orientales, en Turquie, en Espagne, dans l'Amérique méridionale, il y a beaucoup moins de fous qu'en Angleterre, en France et en Allemagne, et cependant, dans ces pays où la folie est plus rare, les institutions civiles, politiques et religieuses doivent, aidées qu'elles sont surtout par un climat chaud, exciter des passions bien plus vives que chez nous. Les passions n'ont donc pas, sur le développement de la folie, l'importance que nous leur attribuons. Aussi nous les voyons souvent agir avec la plus grande violence sans qu'elles produisent cette maladie. Et cependant, comme toutes ont une influence très-grande sur les fonctions de la peau, toutes peuvent devenir des causes efficientes de la folie, mais alors elles n'agissent sur l'intelligence que par les effets physiques qu'elles produisent, et pas autrement. « *Inter affectus animi ira et pericharia corpora efficiunt leviora : timor et mœstitia graviora, cœteri vero affectus ut his participantes operantur*, disait Sanctorius, et il ajoutait plus loin : « *Nihil magis reddet liberam perspirationem quam animi consolatio ; mœstitia et timor impediunt perspirationem.*

La colère, en activant beaucoup les fonctions de la peau, augmente nécessairement beaucoup aussi sa tension électrique ; c'est à cela qu'est due l'augmentation des forces musculaires que cette passion produit. Si cette tension électrique ne s'use pas par la transpiration, par la conductibilité du tissu cellulaire et par les contractions musculaires, elle peut produire le délire chronique, la folie. *Ira furor brevis* est un tableau aussi exact que raccourci de cette passion. La colère est véritablement un court accès de folie, et pour peu que le tempérament y prête, elle peut produire d'une manière durable cette triste affection ; c'est que les fonctions de la peau, une fois dérangées ou accrues par une passion violente, ont beaucoup de peine à revenir à leur type accoutumé, surtout dans nos contrées humides et froides ; c'est ce qui faisait encore dire à Sanctorius : « *Corpora quæ perspirant plus solito, non propter motum corporis sed propter vehementem aliquem motum animi, majori cum difficultate et solitam et salubrem perspirationem reducuntur.*

Le chagrin et la crainte engendrent des effets opposés à ceux de la colère. Ils diminuent les fonctions de la peau : « *Mœstitia et timor corpora efficiunt graviora.* » La peau sécrétant moins, produit alors moins d'électricité, et déjà le sang et toutes nos humeurs s'altèrent, ainsi que cela a lieu chez les goutteux ; cela seul est une cause puissante de maladie ; mais, ainsi que je l'ai déjà expliqué, l'épiderme étant devenu moins conducteur, la transpiration insensible étant moins abondante, l'électricité peut acquérir encore dans la peau une tension trop grande et produire la folie comme dans le cas précédent, quoique ce soit par une cause contraire. On peut, jusqu'à un certain point, comparer alors la peau à une bouteille de Leyde lentement chargée par une faible machine. Toutes les autres passions, étudiées au point de vue de leur influence sur nos sécrétions, peuvent être rangées sous ces deux types.

« *Post coïtum immoderatum*, dit toujours Sanctorius, *quarta pars solitæ perspirationis in pluribus prohiberi solet.... Nimia abstinentia a coïtu et nimius usus impediunt perspirationem, sed nimius usus magis. Coïtus juvat excitatus a natura : a mente mentem et memoriam lœdit.* » Ces observations du médecin de Venise nous suffisent pour nous faire comprendre comment l'abus de cet acte peut intervenir si puissamment quelquefois parmi les causes qui disposent à la folie. Les aliments, les boissons, les vêtements et le climat, exerçant une très-grande influence sur les sécrétions cutanées, peuvent tous aussi, dans certaines circonstances, agir comme causes occasionnelles de la maladie que nous étudions. Tous les médecins connaissent la folie des ivrognes, le *delirium tremens*, que l'on a tant d'occasions d'observer; tous aussi ont su apprécier l'influence du climat, tous savent combien la folie est plus rare dans les pays chauds et dans les pays secs que chez nous.

Quand la tension morbide résulte du défaut de vitalité de la peau, la fréquence des selles devient aussi une cause, et une cause très-puissante de la folie : toutes ces causes doivent être étudiées avec beaucoup de soin, afin que l'on puisse soustraire les malades à leur action ou modifier celle-ci d'une manière avantageuse. L'étude des causes de la folie a encore une autre résultat très-important; c'est qu'elle aide puissamment le médecin dans les recherches souvent difficiles auxquelles il doit se livrer pour savoir si la maladie qu'il est appelé à soigner est due à une trop grande énergie de la peau, ou bien, au contraire, à sa faiblesse, différence très-importante à connaître, et qui entraîne nécessairement de puissantes modifications dans le traitement à prescrire.

CHAPITRE V.

TRAITEMENT DE LA FOLIE.

J'ai passé rapidement en revue les opinions émises jusqu'à ce jour sur la maladie que nous étudions et j'ai démontré qu'aucune d'elles ne l'avait appréciée d'une manière convenable. Je me suis ensuite adressé à la physiologie et à la pathologie : ces sciences m'ont fourni les premiers éléments nécessaires à la solution d'une des questions les plus importantes et les plus graves, la connaissance de la nature de la folie. Les découvertes de mon frère sur les sécrétions et sur le fluide nerveux, celles de M. le docteur Lacauchie sur la trame intime de nos tissus, et enfin les recherches de M. Pouillet sur le rôle de l'électricité négative dans les actions chimiques, m'ont permis d'ajouter encore à ces données premières et de présenter sur cette affection une théorie beaucoup plus complète et plus satisfaisante que celles qui l'ont précédée.

En examinant l'influence des causes physiques et morales qui peuvent déterminer la folie, j'ai montré que toutes agissent sur notre organisation en modifiant les sécrétions de la peau et j'ai rattaché facilement à ces modifications morbides tous les accidents qui caractérisent cette maladie. Il me reste maintenant à donner une dernière sanction à la théorie en parlant du traitement qu'elle indique et en citant de nombreux faits qui déposent par leurs résultats en faveur de la méthode que je cherche à faire prévaloir.

J'ai démontré que la folie tenait à une tension électrique et morbide de la peau, amenée tantôt par la trop grande excitation de cette membrane, tantôt parce que son épiderme trop sec devenait trop isolant, tantôt parce que la masse des sécrétions cutanées ayant éprouvé une diminution considérable, les vapeurs qui les forment n'étaient plus en quantité suffisante pour enlever à la peau assez de l'électricité qui s'y produit sans cesse pendant la vie, alors même qu'elle s'y produit en quantité moins considérable que dans l'état de santé; j'ai démontré aussi que cette tension morbide de la peau, quoique due à des conditions différentes, pouvait produire une tension également morbide du cerveau.

Nous avons plusieurs moyens de diminuer cette électricité surabondante. Nous pouvons exciter les sécrétions du foie, le principal antagoniste de la peau, et administrer des vomitifs ou des purgatifs drastiques. « *Si quis plus justo sensibiliter evacuat, minus justo perspirat. . . . . vomitus urinam et perspirationem divertit* » disait Sanctorius. C'est cette méthode que les anciens suivaient empiriquement quand ils administraient aux fous l'hellébore blanc comme vomitif et l'hellébore noir comme purgatif; elle doit réussir dans la folie aigüe lorsque cette dernière est caractérisée par une activité beaucoup trop grande de la peau, et ce cas doit se présenter fréquemment dans les pays chauds. Mais si la maladie est grave et tenace, on ne peut pas continuer longtemps l'emploi de médicaments aussi énergiques, ils pourraient abîmer sans retour le tube intestinal, ou bien, y déterminant une inflammation, ils ajouteraient ainsi au mal au lieu de le guérir; enfin, dans tous les cas où la folie résulte soit d'une trop grande sécheresse de l'épiderme, soit d'une diminution de la transpiration insensible, ils ne feraient qu'aggraver la folie au lieu de la guérir, et ils hâteraient beaucoup l'arrivée de la démence. C'est pour n'avoir pas fait cette distinction importante que les praticiens, dans nos pays humides et froids, se sont vus forcés d'abandonner les différentes préparations d'hellébore dans le traitement de la folie, malgré les excellents effets que les médecins grecs et romains de l'antiquité en avaient obtenus.

Les saignées, en affaiblissant l'économie toute entière, laissent habituellement à la peau sa prédominance morbide, à l'épiderme sa sécheresse, ses propriétés isolantes, et non seulement elles ne sont pas le remède de la folie, ainsi que le savent tous les bons praticiens, mais quand cette maladie est due à une tension électrique de la peau qui résulte d'une diminution dans la masse des sécrétions de cette membrane, la saignée alors l'exaspère et conduit vite à la démence.

Les lotions acidules souvent répétées sont un des plus puissants moyens de diminuer promptement la surexcitation de la peau, mais quand il faut les généraliser et combattre à leur aide une maladie chronique surtout, elles peuvent aller beaucoup au-delà du but, supprimer les sécrétions acides et amener ainsi de graves désordres.

Le bain tiède a une action bien plus puissante et bien plus sûre contre la folie que tous les moyens dont je viens de parler, que tous ceux qui ont été proposés jusqu'ici contre cette grave affection. Les anciens l'employaient déjà, mais guidés par des théories incomplètes qui les empêchaient d'en obtenir les admirables effets qu'il peut produire. Ainsi Rufus le conseillait contre l'espèce de folie qu'il attribuait à tort à une affection primitive du cerveau, et dans des temps bien plus rapprochés de nous, au siècle dernier, nous voyons Pomme l'employer avec succès contre la même affection. Mais Pomme était aussi guidé par une théorie entièrement fausse, ce qui a ôté à ses observations beaucoup de la puissance qu'elles auraient eu sans cela, et ce qui a fait bientôt remettre en oubli le moyen qu'il recommandait.

Nous avons vu que, quelles que soient les causes de la folie, elle est toujours due à une accumulation trop considérable d'électricité dans l'appareil électro-négatif et surtout dans la peau, qui est isolée d'un côté par l'épiderme, de l'autre par le tissu cellulaire et la graisse. L'eau étant un très-bon conducteur de l'électricité, en mouillant l'épiderme lui enlève ses propriétés isolantes et lui permet par conséquent de soustraire à la peau son électricité surabondante et de faire cesser ainsi tous les graves accidents de la folie : mais comme l'homme est souvent exposé à avoir son épiderme mouillé par la sueur, par la pluie, par l'eau dans laquelle il nage, Dieu n'a pas voulu que cet épiderme pût enlever trop facilement l'électricité aux tissus qu'il recouvre; aussi les faisceaux de fibres qui constituent la peau ont-ils une organisation analogue à celle du tissu cellulaire, ce qui les rend mauvais conducteurs comme ce tissu. Il faut dès lors que l'action du bain tiède soit très-prolongée, afin d'arriver à soustraire par l'épiderme assez d'électricité à la peau pour ramener l'équilibre dans les forces nerveuses, pour faire cesser la folie.

Le bain tiède employé comme remède contre la folie a donc besoin d'être prolongé, non pas pendant une ou quelques heures comme le dit Esquirol, non pas pendant une ou deux heures au plus comme le veut M. Micheat, mais pendant un ou plusieurs jours, en le continuant ainsi durant plusieurs mois au besoin. Les faits que j'exposerai plus loin démontreront l'extrême facilité avec laquelle ces bains peuvent être supportés par les malades, si cette démonstration toutefois a besoin d'être faite après les nombreux exemples recueillis dans les fastes de la médecine. Je pourrais citer ici ce qui se passait au XVIe siècle à Peffers, au rapport de Fabrice de Hilden, qui nous dit dans son *Epistola ad Croquerum* : « *Hinc evenit ut multi, dies, noctesque thermis non egrediantur, sed cibum simul et somnum in his capiant, ditiores id propter voluptatem quam ex ipsis thermis percipiunt, pauperes autem propter penuriam hospitii faciunt.* Je pourrais rappeler aussi qu'au siècle dernier, le docteur Pomme obtenait de bains prolongés pendant dix, douze et même vingt heures, et répétés tous les jours pendant plusieurs mois, la guérison d'une foule d'affections nerveuses, considérées avant lui comme incurables. Je pourrais citer également ce qui se passait à Plombières à la fin du moyen-âge, puisqu'alors les malades se baignaient depuis le lever du soleil jusqu'à son coucher. Je pourrais rapporter l'histoire d'une dame d'Ornans près Besançon, qui est morte il y a peu de temps, à l'âge de 82 ans, ayant passé les 40 dernières années de sa vie dans une baignoire dont elle sortait trois ou quatre heures par nuit seulement. Je pourrais également commenter l'*Assiduis Balneis* de Rufus; mais je n'aurai pas besoin de recourir à toutes ces autorités pour appuyer ma doctrine. Elle est basée d'abord bien plus solidement que les théories médicales ne le sont d'ordinaire, et puis elle est confirmée par les faits que m'a fournis ma pratique déjà bien ancienne et qui m'a mis à même, non pas de guérir le cinquième ou le quart au plus des aliénés, mais les quatre cinquièmes, proportion énorme et qui, je l'espère pour l'humanité, sera plus satisfaisante à mesure que le traitement que j'indique sera plus connu et mieux appliqué.

Mais, me dira-t-on peut-être, au lieu du bain tiède prolongé que vous prescrivez, n'arriveriez-vous pas plus vite au but à l'aide d'un bain froid également prolongé; en diminuant ainsi la circulation périphérique, ne vous opposeriez-vous pas de la manière la plus active aux sécrétions de la peau, n'empêcheriez-vous pas ainsi l'électricité négative de se produire dans la plus abondante de ses sources et de déterminer la tension morbide qui, suivant vous, occasionne la folie ?

Le bain froid prolongé ne doit jamais être prescrit par un médecin prudent; il produit trop facilement l'asphyxie et la mort; il a du reste les mêmes inconvénients que les lotions acides longtemps continuées; en diminuant trop les fonctions de la peau, il amène promptement une altération profonde dans la composition de nos humeurs. Et puis, dans la folie qui est due à la débilité de la peau, comme cela a lieu par exemple dans la folie sénile et dans beaucoup de folies goutteuses, ce bain froid, à moins d'être très-court, ne pourrait guère qu'ajouter à la cause de la maladie. En le prescrivant court, il pourrait sans doute produire alors quelques bons effets, analogues à ceux que Boerhave et beaucoup d'autres médecins rapportent des bains froids de surprise; mais il pourrait aussi, dans bien des cas, déterminer des congestions fâcheuses, ce que ne fait jamais le bain tiède. La température de ce dernier doit varier suivant les saisons et l'état des malades. Ainsi, un bain à 26 degrés centigrades peut n'être, en été et pour un malade fort, qu'un bain tiède, tandis qu'en hiver et en été même, il agirait comme un bain très-froid sur un homme affaibli par l'âge ou par la maladie. En général, le médecin, en prescrivant le bain prolongé contre la folie, doit faire en sorte que ce bain, sans exciter la peau, lui enlève seulement son électricité surabondante, et non pas une quantité de chaleur telle que les sécrétions cutanées puissent en être fortement diminuées. Quant à la durée de ce bain prolongé, elle doit être d'autant plus grande que le malade est plus vigoureux et plus agité. Pomme, en parlant d'une fille hystérique, Susanne Gouiset, qu'il guérit par des bains tièdes de dix heures de durée, dit que, sans les préjugés de sa malade et de son époque, il aurait exigé que cette fille restât dans l'eau jusqu'à parfaite guérison. On trouvera dans les faits que je rapporte l'exemple d'une fille que j'ai ainsi guérie en un seul bain de dix jours de durée. Au surplus, un médecin observateur jugera facilement les effets du bain et la durée qu'il devra lui donner. Si le pouls se ralentit beaucoup, si le malade se plaint d'une grande fatigue, de beaucoup de sommeil, d'un froid que, dans les circonstances ordinaires, le bain dans lequel il se trouve ne pourrait pas produire, il sera temps de le sortir de l'eau et de le remettre dans un lit; on couvrira plus les jambes du malade que le reste de son corps, quelquefois même il sera nécessaire de chauffer le lit à la place qu'occuperont les pieds. A la suite du bain prolongé, le malade doit dormir pendant plusieurs heures et quelquefois pendant dix ou douze; à son réveil il est ordinaire que la folie reparaisse pour céder souvent au second ou au troisième bain, quand surtout elle est encore à l'état aigu.

Dans la folie chronique, il faut souvent ajouter aux bains prolongés un exercice suffisant pour fatiguer les malades. Les contractions musculaires sont aussi un puissant moyen de diminuer la tension électrique, d'user l'électricité qui surabonde dans l'économie. Sans avoir la valeur du bain, l'exercice peut cependant merveilleusement concourir à la guérison de nos malades.

Souvent la tension électrique et morbide de la peau qui produit la folie, n'existe, comme dans le délire occasionné par l'érysipèle, l'insolation, la brûlure ou telle autre cause analogue, que dans une partie circonscrite de la peau, dans celle de la tête et du cou principalement, ainsi qu'on le verra plus loin, et la plupart du temps, dans la folie aiguë surtout, la peau de la face et de la tête acquiert une température trop élevée. Il faut découvrir soigneusement ces régions et les mouiller souvent d'eau froide dans le bain. On peut aussi et sans inconvénient employer sur elles les lotions froides acidules dont l'action bornée à une petite étendue de la peau ne peut plus être nuisible.

Il faut nourrir les fous : la dépense souvent excessive qu'ils font d'innervation ou de fluide électrique, le rend indispensable; sans cela, ils tomberaient bientôt dans un grand degré d'affaiblissement qu'il est important de prévenir. Leur régime doit être approprié du reste à leurs forces digestives et aux causes de leur maladie.

PREMIÈRE OBSERVATION.

Manie aiguë furieuse.

M. V..., de Bellefontaine, d'un tempérament sanguin, avait eu, à l'âge de douze ans, un premier accès de manie qui avait duré douze ou quinze jours. Le 10 novembre 1829, il était alors âgé de vingt-cinq ans environ, un chagrin amoureux lui occasionna un nouvel accès de manie; furieux, il brisait dans son délire tout ce qu'il pouvait atteindre, et il courait les champs en injuriant et en frappant les personnes qu'il rencontrait.

En cassant une fenêtre, il se blessa assez profondément à la main droite : le sang en ruissela pendant plusieurs heures.

Trois jours après l'invasion de son mal, cinq ou six de ses voisins me l'amenèrent : il avait l'œil étincelant, la figure vultueuse, le ton bref, et tantôt il se livrait à des accès de fureur, tantôt à des accès de rire dédaigneux; il avait le pouls petit et fréquent.

De très-abondantes saignées générales, de larges applications de sangsues à la base du crâne, ne diminuèrent en rien son délire. Les saignées ayant été portées aussi loin que l'état du sujet pouvait le permettre, et n'espérant aucun bon résultat des dérivatifs dans un cas de surexcitation cérébrale aussi violente, j'eus recours au bain.

Je le prescrivis de 25 à 26 degrés Réaumur.

Je donnai l'ordre au gardien de notre malade de lui jeter de l'eau froide sous le nez toutes les fois qu'il s'agiterait par trop, et l'on n'en usa pas ainsi plus d'une quinzaine de litres.

Lorsqu'il témoignait un grand désir d'avoir des aliments, on lui en donnait de choisis parmi les plus légers.

Après les vingt-quatre premières heures de bain, M. V..., un peu plus calme, commençait à coordonner ses idées, quoique toutes fussent encore frappées au coin de la folie.

A la trentième heure, le mieux était plus sensible, et à la trente-neuvième, il fallait causer quelque temps avec le malade pour observer encore des traces de manie.

Je le fis alors sortir du bain, et il eut un sommeil des plus calmes, qui dura onze heures.

A son réveil, je fis retourner M. V.... au bain; il y resta quinze heures; l'amélioration de la veille se soutint. La nuit fut très-bonne, même prescription le lendemain; seulement, après les premières quinze heures de bain, le malade s'apercevant de tous les bons effets qu'il avait obtenus du premier bain de trente-neuf heures, demanda de prolonger autant celui-ci; je le lui accordai, il en sortit complètement rétabli, et il n'a pas eu de rechute.

J'étais encore le disciple fervent de l'illustre Broussais, dont j'honorerai toujours le souvenir, quand je recueillis cette observation et neuf autres de celles que je rapporte dans ce mémoire; mais je cherchais déjà à suppléer, dans le traitement de la folie, à l'insuffisance des saignées générales et locales, et sans comprendre encore le mode d'action des bains, je voulais cependant tirer parti des faits si remarquables que Pomme a publiés dans son *Traité des affections vaporeuses.* On comprend dès lors pourquoi j'associais si largement la saignée aux bains prolongés. Maintenant que, grâce surtout aux travaux de mon frère, je connais mieux la loi des sécrétions organiques, je ne saigne plus les fous que je soigne, et sans les affaiblir, j'obtiens des guérisons aussi promptes, sans courir le risque de rendre souvent leur état incurable ou bien plus difficile à améliorer, à cause d'une saignée inopportune. Ce n'est pas que la saignée doive être toujours proscrite dans le traitement de la folie, quand surtout elle attaque des sujets pléthoriques, mais elle doit être employée bien rarement, et les expériences manquent encore pour déterminer d'une manière exacte son indication et ses effets.

DEUXIÈME OBSERVATION.

Manie aiguë.

La fille M...., de Ruaux près de Plombières, âgée de vingt-huit ans environ, fille de fou, régulièrement développée et bien réglée, avait eu, il y a quelques années, un premier accès de manie dont je l'avais guérie en trois semaines, à l'aide de saignées générales, de larges applications de sangsues à la base du crâne, et d'un séton à la nuque.

On me la ramena en 1830, folle autant qu'elle l'eût jamais été. Elle chantait, criait, sautait et parlait continuellement, sans que ses idées eussent entre elles la moindre cohérence. Je débutai par une forte saignée du bras, une application de vingt sangsues à la base du crâne; puis, voyant que le délire et l'agitation de la malade ne diminuaient pas, je prescrivis un bain de vingt-six degrés, dans lequel la fille M..... resta cent-vingt heures. Ce ne fut qu'à l'aide d'un bain aussi prolongé que nous pûmes obtenir du calme; il était complet, notre malade avait recouvré toute son intelligence. Mais, à seize jours de là, elle eut une rechute, et, en mon absence, ses parents la mirent au bain, l'y maintinrent quinze heures, et depuis seize ans sa santé s'est bien soutenue.

TROISIÈME OBSERVATION.

Manie aiguë furieuse.

M...., de Bellefontaine, près Plombières, âgé de soixante ans, d'un tempérament athlétique, devint fou furieux au commencement de l'été de l'année 1830, à la suite de la perte d'un procès. Six hommes alors avaient peine à le contenir. Après une forte saignée, je le fis mettre dans un bain de 25 degrés Réaumur, il y resta dix-neuf heures. Au commencement du bain, on fut obligé de lui jeter quelques bassins d'eau froide au nez et à la bouche, comme moyen coërcitif. Après ce bain, le sommeil fut calme : le lendemain et les jours suivants, bains également prolongés, aliments peu abondants et pris parmi les moins animalisés, eau pour boisson. Le traitement dura *cinq jours*; cet homme est mort 8 ans plus tard sans avoir eu de rechute.

QUATRIÈME OBSERVATION.

Manie aiguë.

Mme X***, d'un tempérament éminemment nerveux, rendue plus irritable encore par une entérite chronique assez grave, et fille d'une mère folle, avait été envoyée aux eaux de Plombières pour y combattre, à l'aide de nos bains, sa phlegmasie abdominale.

Mais, arrivée au milieu de l'été, et prenant des bains trop chauds et des douches trop fortes dans des lieux d'une température trop élevée, Mme X*** fut atteinte d'une manie aiguë qui éclata au plus haut degré après quinze jours d'incubation. Une première application de sangsues à l'anus n'ayant produit chez cette malade aucune espèce d'amélioration, le médecin qui la soignait, désespérant de la guérir, voulait la faire retourner chez elle, lorsque quelques personnes qui s'intéressaient vivement à Mme X***, désirèrent que l'on me consultât.

L'agitation de la malade, sa figure vultueuse et tous les signes d'une irritation cérébrale très-intense, me firent conseiller une nouvelle application de sangsues à la base du crâne; et le traitement de cette malade m'ayant été dès lors abandonné, aux sangsues je fis succéder un bain de vingt-cinq degrés Réaumur; Mme X*** y resta quinze heures. Dès la première heure, tous les accidents avaient disparu. Pendant dix jours, bains aussi prolongés, matin et soir demi-lavement à peine tiède, alimentation peu abondante et peu animalisée. Guérison complète de cette redoutable complication. Un an après, à la suite de chagrins domestiques, Mme X*** eut une rechute dont on ne put la guérir, mais contre laquelle mon traitement ne fut pas employé.

CINQUIÈME OBSERVATION.

Manie aiguë.

N....., cordonnier à Plombières, âgé de vingt-neuf ans, d'un tempérament éminemment nerveux, et d'une famille qui compte plusieurs aliénés, avait eu, au printemps de l'année 1830, un premier accès de manie qui avait duré trois mois, et s'était guéri sous la seule influence de la nature. Pendant cet accès, il crut longtemps avoir deux têtes. Au printemps de l'année suivante, sous la double influence de l'ivrognerie et de la saison, il eut un nouvel accès, mais cette fois, sa manie était furieuse. Chargé de le soigner, après une saignée du bras, de dix onces environ, je le fis mettre dans un bain à 23 ou 24 degrés Réaumur, et je prescrivis des affusions d'eau à 20 degrés seulement, sur la tête, toutes les huit ou dix minutes. Au bout de quinze heures de bain, le délire de ce malade commença à diminuer, et à la vingtième heure, il en restait à peine des traces.

Alors il supplia son père de le sortir du bain, et lui promit d'être à l'avenir l'homme le plus raisonnable. Son père le crut et lui rendit la liberté. Après quelques heures de sommeil, délire aussi complet qu'avant le premier bain. Second bain prolongé, également interrompu par la foi qu'eut le père aux promesses de son fils. Quatre bains, d'à peu près même durée, furent tous terminés comme les deux premiers, et la guérison ne faisant aucun progrès, on me laissa enfin maître du traitement.

Je prescrivis une application de vingt-quatre sangsues à la base du crâne et un bain de trois jours. Les morsures des sangsues donnèrent abondamment.

Pendant les vingt-quatre premières heures, le malade eut deux lypothymies légères; il eut le second jour une exacerbation de tous ses accidents, que je considérai comme un des premiers effets de la saignée, mais cette exacerbation cessa bientôt. Après soixante heures de bain, N... eut un sommeil de douze heures, à la suite duquel il s'éveilla très-calme. Un second bain de même durée le rétablit entièrement.

Un an après, sous la double influence du printemps et de l'ivrognerie, il eut un nouvel accès, auquel je remédiai de la même manière que l'année précédente; mais cet homme, continuant à boire avec excès, de l'eau-de-vie surtout, redevint bientôt aussi fou que devant, et renonçant désormais à lui donner des soins que son intempérance rendait inutiles, je conseillai à sa famille de le faire enfermer à Maréville, où il est mort quelques années plus tard d'une pleuro-pneumonie.

SIXIÈME OBSERVATION.

Monomanie.

Mme X...., fille d'une mère morte de la goutte et d'un père dartreux, alors âgée de quarante-trois ans, me fut confiée à la fin du mois d'octobre 1831, pour la guérir d'une monomanie qui durait depuis quatre ans et qui, peu apparente d'abord, s'était beaucoup aggravée. Mme X... avait eu un enfant dans cet intervalle, et elle l'avait nourri.

Depuis, elle était devenue sujette à de fréquents accès de fureur. Elle croyait son mari menacé par de puissants ennemis, qui allaient lui intenter un procès criminel et réduire ses enfants à la mendicité, tandis que lord Byron et son frère naturel Vidocq, imprimaient dans tous les journaux et dans tous les ouvrages qui paraissaient alors, des articles diffamatoires contre elle et sa famille. La plupart de ses anciens amis étaient des émissaires de ces deux célébrités si différentes. Elle se croyait aussi alliée à la famille Bonaparte.

Depuis qu'elle avait sevré son fils, ses règles étaient revenues comme par le passé.

A son arrivée chez moi, elle était maigre et pâle, comme le sont beaucoup de fous. Des chagrins domestiques étaient la cause occasionnelle de sa maladie. On ne se souvenait pas d'avoir vu d'autres aliénés dans sa famille.

Quelques applications de sangsues à la base du crâne, deux saignées du bras, des bains tièdes de notre eau minérale, prolongés souvent pendant trois jours, et jamais pendant moins de six heures, de fréquentes affusions d'eau, un peu plus froide que le bain, un régime doux et des promenades quelquefois très-longues à travers nos montagnes, triomphèrent en sept mois de cette grave affection.

SEPTIÈME OBSERVATION.

M. Lap. de H....., âgé de 30 ans, me fut amené en septembre 1834. Aliéné depuis quelques semaines, il était maigre, jaune, taciturne, ne parlait que pour se plaindre de sa ruine imaginaire. Cinq bains tièdes de deux jours chacun suffirent pour le rétablir. Sa guérison s'était soutenue jusqu'au mois de mai 1844 où il éprouva une rechute : quatre bains de deux jours de durée le rétablirent encore, mais il est mort cet hiver à la suite d'une maladie aiguë.

HUITIÈME OBSERVATION.

M. ***, âgé de 26 ans, se croyait depuis plusieurs années fils naturel de l'Empereur. Les personnages des tableaux et des tapisseries s'animaient à sa vue; il s'irritait ordinairement contre eux et se parlait habituellement à demi-voix; il était nécessairement plein de son importance; du reste il était doux et poli avec les étrangers; il était gros, il avait le teint frais, assez d'appétit. On avait essayé beaucoup de traitements contre sa maladie et tous inutilement; on me l'envoya au commencement de l'été, il passa trois mois à Plombières. Je ne lui fis prendre que des bains de deux heures et demie. Deux fois, présumant qu'il pouvait être atteint d'une affection goutteuse, je fis mettre à son insu quatre onces de potasse dans son bain, et chaque fois il eut une exacerbation très-marquée de tous ses accidents. Mes soins ne lui furent d'aucune utilité; j'aurais dû, malgré l'ancienneté de son mal, insister sur les bains tièdes très-prolongés et sur beaucoup d'exercice, suivre enfin pour lui le traitement qui m'a si bien réussi chez madame L..., sujet de la 8e observation; mais je n'avais encore à cette époque que des idées très-incomplètes sur la nature de la folie et sur le traitement qu'elle nécessite; aujourd'hui il est très-probable que je saurais guérir M.*** ou tel autre malade affecté comme lui. Son observation au surplus offre un grand intérêt à cause de l'exacerbation provoquée deux fois par une excitation cependant modérée de la peau, exacerbation qui vient encore appuyer mes démonstrations sur le rôle important que joue la peau dans la folie.

NEUVIÈME OBSERVATION.

Melle N..., âgée de 28 ans, d'un tempérament très-nerveux, habituellement souffrante, devint hystérique puis hypocondriaque. Elle était pâle et maigre à son arrivée à Plombières; elle se pleurait comme perdue; elle courait après tous les hommes qu'elle voyait passer pour réclamer leur protection. Les bains prolongés pendant plusieurs mois furent sans effet sur elle; elle était accompagnée par une sœur bien dévouée mais faible, dont la présence m'empêchait de donner au traitement toute la rigueur désirable.

Il aurait fallu, au lieu de bains de dix à douze heures, des bains de plusieurs jours et de longues courses à la campagne, dans les moments où les bains auraient été suspendus. Cette demoiselle a été guérie plus tard, j'ignore par quel traitement.

DIXIÈME OBSERVATION.

M.*** d'Épinal me fut amené fou furieux depuis plusieurs mois, et exténué par des jouissances solitaires auxquelles, malgré toutes mes précautions, il continuait encore à se livrer, même dans son bain. Je dus renoncer à le guérir. Il mourut peu de temps après son départ.

ONZIÈME OBSERVATION.

M. N...., Polonais réfugié, âgé de 24 ans alors, était fou depuis près de deux ans quand on me l'envoya à Plombières; sa folie consistait en une mélancolie profonde. Il pleurait presque toujours, il répondait à peine aux questions qui lui étaient adressées. Il se roulait souvent à terre comme un désespéré; du reste il mangeait avec assez d'appétit, il avait encore l'embonpoint de la santé; ses selles étaient rares, ses digestions difficiles et accompagnées d'éructation, sa face était vultueuse, animée, d'autres fois pâle; les bains prolongés restèrent sans action dans ce cas; à la vérité je commençais seulement à les employer dans le traitement de la folie et je n'étais pas encore bien fixé sur leur valeur. D'un autre côté, je n'ai pas assez insisté ni sur leur durée ni sur leur température et je n'ai pas prolongé assez ce traitement. J'ai guéri des épileptiques et des fous après huit mois, un an même de soins continuels; ce n'est pas souvent assez pour triompher de ces graves affections.

DOUZIÈME OBSERVATION.

Madame ***, petite-fille d'un ivrogne des Granges-de-Plombières, me fut amenée folle furieuse : trois bains tièdes, l'un de deux jours, firent cesser tous ses accidents, mais on aurait dû les continuer plus longtemps et d'autant plus que, dans la famille de madame ***, il y a eu d'autres fous et plusieurs épileptiques, tous devant leurs tristes maladies à l'ivrognerie de leur aïeul. Madame ***, après quelques semaines de guérison, redevint folle; elle ne fut plus soignée, mais elle conserva dès lors assez d'intelligence pour continuer à diriger sa maison. Je ne doute pas que si l'on avait repris le traitement qui avait donné une première fois de si prompts et de si bons résultats, elle n'eût obtenu une guérison solide, ainsi que cela est arrivé à la fille de Ruaux dont j'ai déjà rapporté l'histoire.

TREIZIÈME OBSERVATION.

Melle ***, cousine germaine de la précédente, et âgée de 25 ans, grande et forte femme comme elle, comme elle aussi bien réglée, devint folle furieuse; elle déchirait ses vêtements et courait toute nue à travers les campagnes lorsqu'elle parvenait à s'échapper. La cause occasionnelle était un chagrin amoureux; la cause formelle était la filiation dont j'ai déjà parlé : des bains tièdes prolongés suffirent, au bout de 15 jours, pour procurer une guérison qui ne s'est plus démentie.

QUATORZIÈME OBSERVATION.

M. ***, des environs de Charmes, me fut amené au milieu de l'été de l'année dernière. Il était fou, souvent furieux, depuis quelques semaines; cet homme avait été déjà pensionnaire de Maréville pendant huit ans. Sorti guéri de cet hospice, il s'était marié deux ans avant sa rechute : quatre bains tièdes, de deux jours de durée chacun, suffirent à son rétablissement qui dure encore aujourd'hui.

QUINZIÈME OBSERVATION.

Melle ***, du Clerjus, âgée de 27 ans, d'un tempérament mou, d'habitudes douces et religieuses, était folle et quelquefois furieuse depuis plusieurs semaines, quand on me l'amena l'été dernier. Des bains prolongés pendant 30, 40 et 50 heures, continués pendant 15 jours, la rétablirent; mais des contrariétés domestiques la firent redevenir folle deux ou trois mois après, et depuis lors, livrée à des charlatans, elle est restée dans ce malheureux état d'où les bains prolongés, continués un peu plus longtemps, auraient pu facilement encore la sortir.

SEIZIÈME OBSERVATION.

Melle ***, des Granges-de-Plombières, fille d'une mère folle, sœur d'un frère fou, ayant plusieurs autres parents fous, est épileptique depuis environ dix ans : elle en a 30 à peine; elle devint folle et furieuse pendant l'été de l'année dernière, elle se croyait un ange et frappait tous ceux qui lui résistaient; deux bains tièdes de 48 heures enlevèrent cet accès de folie que l'épilepsie reproduira plus tard sans doute. Mais pourquoi, me dira-t-on peut-être, ne pas traiter l'épilepsie et prévenir ainsi la folie? Pourquoi? c'est que le traitement de l'épilepsie est un traitement long, d'un succès douteux et qui exige des soins et des dépenses au-dessus des ressources du plus grand nombre des malades.

DIX-SEPTIÈME OBSERVATION.

M. ***, conseiller municipal de Fougerolles, me fut amené au commencement du mois d'avril dernier, fou depuis le mois de juin précédent. Cet homme, d'un tempérament lymphatique nerveux, a une tante qui a eu un accès de folie. Il est âgé de 42 ans, sa maladie existait déjà depuis neuf mois; il se croyait ruiné, il pensait qu'on avait abusé de sa signature comme conseiller municipal, qu'un ex-notaire en avait abusé aussi, de même que des agents d'assurance contre l'incendie. Il avait eu déjà quelques accès de fureur, il avait voulu détruire ses titres de propriété. Je lui fis prendre des bains de 28 degrés Réaumur et de 24 à 48 heures de durée; dès la fin de la première semaine, il y avait chez lui un mieux bien marqué. A la fin des 15 premiers jours il paraissait guéri, mais bientôt ses idées folles revinrent, et son pouls de 80 pulsations vint à 120; je ne savais à quoi attribuer cette espèce de rechute, quand je découvris sur un de ses bras deux énormes furoncles. Je continuai notre traitement. La folie diminua pour reparaître bientôt, quand deux autres furoncles se montrèrent à une jambe; mais l'agitation se calma, pour ne plus revenir, après un mois de bains.

Cette observation est curieuse, en ce que deux fois la folie s'est manifestée de nouveau sous l'influence de l'inflammation de la peau occasionnée par le développement des furoncles; que l'on veuille attribuer aussi au tissu cellulaire une partie de cette surexcitation cérébrale morbide, il n'en résultera pas moins ce fait que la folie revenait chez notre malade et était entretenue par une irritation éloignée du cerveau et à laquelle la peau prenait une très-grande part; il est aussi digne de remarque qu'un mois de mon traitement ait suffi à la guérison d'une monomanie des mieux caractérisées et qui avait déjà une longue durée.

DIX-HUITIÈME OBSERVATION.

Melle de R..., âgée de 22 ans, vit mourir subitement son père au printemps de l'année dernière. Bientôt elle devint folle; le matin elle était dans un état voisin de l'idiotisme, le soir elle parlait beaucoup, elle avait des idées érotiques et elle courait après les hommes qu'elle rencontrait. On m'amena cette malade au printemps de cette année : l'espèce d'intermittence qui se manifestait chez elle m'engagea à essayer d'abord le quinquina et ses sels, mais n'en obtenant aucun résultat, j'eus recours aux bains tièdes prolongés; j'en fis prendre deux seulement, de 24 heures chacun, et cela suffit à la guérison de cette malade.

DIX-NEUVIÈME OBSERVATION.

J'ai dit que l'irritation d'une portion seulement de la peau pouvait produire la folie : le fait suivant en fournira la preuve.

Madame ***, en 1832, eut tout à la fois une toux fréquente et des vomissements que je considérai comme nerveux; les vomissements cédèrent vite, mais la toux persista, quoique devenue bien plus rare; la malade tomba dans l'hypocondrie la plus caractérisée. Elle avait alors 28 ans, son tempérament est éminemment nerveux et elle a eu des parents goutteux et fous. Elle croyait qu'elle était phthisique, et pendant un an, se regardant comme vouée à une mort prochaine, elle se pleurait sans cesse. Cette affection disparut en 1833 mais revint en 1834 avec tout le cortége des symptômes qu'elle avait eus la première fois. Cette dame avait alors une chevelure épaisse et longue, et de fréquentes alternatives de rougeur et de pâleur de la face. Je pensai que sa chevelure, en accumulant trop de chaleur et trop d'électricité dans la peau qui la produisait, pouvait ainsi jouer un rôle important et très-nuisible. Je la fis couper, et sous les ciseaux de la coiffeuse, on vit instantanément disparaître tous les accidents. Trois mois plus tard, les cheveux étant déjà revenus assez longs, la mélancolie reparaissait, je les fis couper de nouveau et le calme se rétablit. Onze ans plus tard, à la fin de l'hiver, cette dame fut de nouveau reprise par des accidents analogues à ceux qui l'avaient déjà tourmentée; elle était d'une maigreur qui touchait au marasme; différents moyens avaient été employés sans succès chez elle quand elle vint de nouveau me consulter. Je retrouvai le même découragement, quelques hallucinations, la crainte de devenir folle, le désespoir que cette crainte causait, une grande faiblesse, de très-mauvaises digestions et un grand dégoût pour les aliments. La tête entière était très-chaude; j'eus recours au moyen qui m'avait déjà si bien réussi; je fis raser la tête de cette dame, et à l'instant même tous les symptômes de l'hypocondrie disparurent entièrement.

Ce fait curieux a quelqu'analogie avec l'épileptique dont Esquirol raconte l'histoire, et qui dut sa maladie à une forte insolation de la face et du cuir chevelu. Seulement l'influx nerveux s'accumulait chez ce dernier, jusqu'à ce qu'une décharge violente à travers le cerveau vint à se manifester, tandis que chez madame *** l'influx nerveux, ou l'électricité constamment prédominante, venait constamment aussi surexciter le cerveau. Chez ces deux malades, il a suffi pour les guérir de refroidir la peau de la tête.

VINGTIÈME OBSERVATION.

Mme L. de V., dont une sœur est morte folle et dont quatre frères sont fous, devint folle elle-même au commencement de l'année 1837, sept jours après ses couches. Elle refusa dès lors de nourrir son enfant, quoique le lait fût toujours assez abondamment sécrété. Sa maladie durait déjà depuis 4 mois quand cette dame me fut amenée; elle avait 30 ans, elle était bien réglée et d'une belle constitution. Elle délirait sur tous les sujets, et passait continuellement de l'un à l'autre. Son pouls était régulier : il n'était pas trop accéléré; seulement il était habituellement un peu dur. Je fis à cette dame une saignée de cinq à six onces, uniquement dans le but de m'assurer de l'état du sang, que je trouvai très-plastique, comme je m'y étais attendu. En rapprochant ce fait de la teinte jaune de la face, teinte que l'on rencontre si fréquemment chez les fous, en tenant compte aussi de l'époque où la maladie avait débuté, je compris qu'il fallait recourir à tous les moyens qui pourraient activer les sécréteurs acides, et je prescrivis des étuves et des lotions alcalines répétées trois ou quatre fois par jour, la tête exceptée.

Les étuves ne produisirent pas tout l'effet que j'en attendais, parce que Mme L. s'agitait dans son lit après les avoir prises, et empêchait ainsi la transpiration de s'établir autant que je l'aurais voulu. Cependant la position de notre malade était déjà bien améliorée quand je lui fis prendre sept ou huit bains tièdes de notre eau minérale, rendue plus alcaline par l'addition de quatre onces de potasse caustique par bain : la durée moyenne de chaque bain fut de quatre heures. Dix-huit jours de ce traitement ont suffi pour amener la guérison d'une maladie qui durait depuis quatre mois déjà, et que de bien tristes circonstances pouvaient faire regarder comme incurable.

Ici nous voyons la folie produite par une altération humorale due au défaut d'action de la peau, céder très-promptement au rétablissement des fonctions de cette membrane; ici encore le cerveau n'est que consécutivement affecté et c'est toujours dans la peau que se passent les modifications qui produisent la maladie, et plus tard celles qui doivent la guérir; mais cette folie appartient à une classe différente, c'est la folie goutteuse, très-fréquente quoique moins commune que la première et qu'il importe beaucoup d'en distinguer. Chez les fous de cette seconde espèce, la tension électrique de la peau s'élève au-dessus du degré normal, par suite du peu de conductibilité de son épiderme, de sa sécheresse habituelle ou du trop peu d'abondance de la transpiration, ainsi que je l'ai longuement expliqué plus haut.

VINGT-UNIÈME OBSERVATION.

Mme ***, asthmatique et d'une famille où l'on trouve des goutteux, des asthmatiques et des malades tourmentés par des coliques néphrétiques, était nourrice depuis trois mois et souvent tourmentée depuis lors par des douleurs vagues dans le dos, les épaules et la poitrine, lorsqu'elle me fit demander en grande hâte. Elle se croyait au moment de mourir. Je la trouvai délirant, son lait était supprimé, elle avait une fièvre ardente. Je la fis suer à l'aide d'applications chaudes et d'infusions de tilleul. Le lendemain matin elle était mieux et elle suait beaucoup encore, mais malgré ma défense, on la changea de lit et il y eut à l'instant un arrêt de transpiration et un délire furieux. Son pouls battait 160 fois par minute, il y avait soubresauts des tendons. J'en étais encore à mon début dans l'étude et l'application des doctrines de mon frère, et je crus devoir faire une saignée explorative de 30 grammes environ. Le sang était très-noir, il se prit en une masse dense et couenneuse à sa surface; au bout de 36 heures, elle n'avait pas laissé échapper encore une seule goutte de sérosité. Je prescrivis d'heure en heure des lotions générales avec un liniment très-alcalin. Je fis couvrir les cuisses et le bas-ventre de cette dame avec des flanelles imbibées de lessive fortement alcaline et très-chaude, dès que la sueur revint, le délire diminua de fréquence. Au bout de huit jours il était entièrement passé, le lait était sécrété en quantité convenable et notre malade était en pleine convalescence. Ici, dans cet accès de manie aiguë, on voit le délire arriver aussitôt que la peau chaude et mouillée vient à se sécher, que son épiderme n'est plus incessamment traversé par beaucoup de vapeurs ou par de la sueur qui l'auraient dépouillé de l'électricité surabondante qu'il accumule au-dessous de lui; mais on voit aussi le délire diminuer à mesure que la transpiration se rétablit et soustrait ainsi à la peau beaucoup d'électricité et de chaleur. Ici nous avons encore affaire à une folie goutteuse : tous les précédents de la malade, sa peau habituellement sèche et rugueuse, son sang beaucoup trop plastique en déposent suffisamment.

VINGT-DEUXIÈME OBSERVATION.

Delirium tremens.

M.***, maréchal-ferrant à Plombières, âgé de 50 ans, d'une constitution athlétique, buvait depuis longtemps outre mesure, et l'eau-de-vie était sa boisson favorite. Depuis longtemps aussi ses forces diminuaient, et un tremblement général le rendait impropre à la plupart des travaux de son état. Une nuit on vint m'appeler en hâte : c'était au printemps de l'année 1832 ; M.*** avait tenté de se suicider, et armé d'une aiguille à séton, heureusement peu tranchante, il s'était fait au col et au ventre plusieurs blessures qui n'intéressaient que les téguments. Je le trouvai assis sur son lit et en proie au plus complet délire. Il voyait une foule d'hommes à la figure et aux gestes menaçants, sa face était vultueuse, son pouls dur et fréquent : il y avait carpologie.

Je fis à ce malade une saignée du bras de dix onces environ, et je lui fis appliquer quinze sangsues à la base du crâne. Je le fis mettre ensuite dans un bain à 24 degrés, de notre eau minérale, dans lequel il passa quatre jours. Il eut de la limonade pour boisson et fut mis à une diète sévère. Après ce bain prolongé, M.*** eut un sommeil de 15 heures et sa guérison fut complète.

Mais après quelques mois de demi-sagesse, il revint à ses habitudes anciennes, et mourut misérablement deux ans après, à demi paralysé et imbécille.

VINGT-TROISIÈME OBSERVATION.

Delirium tremens.

M.***, de Plombières, âgé de 40 et quelques années, de petite taille, au col court, aux épaules larges, très-gras, inoccupé, adonné depuis longtemps à l'ivrognerie, avait tous les trois ou quatre mois un accès de delirium tremens dont je le guérissais en deux jours, à l'aide d'une saignée et de bains tièdes prolongés pendant cinq ou six heures seulement. Ce malade finit par succomber victime de son intempérance.

VINGT-QUATRIÈME OBSERVATION.

Delirium tremens.

M.***, du Val-d'Ajol, homme gros et court, âgé de 50 et quelques années, adonné à l'ivrognerie, eut, il y a trois ans, un premier et violent accès de delirium tremens. Appelé en consultation près de lui, je prescrivis des bains tièdes très-prolongés. Un premier bain de 48 heures diminua ses accidents et lui procura plusieurs heures de sommeil. Un second bain également prolongé acheva de le guérir. Il a eu depuis lors, d'année en année, sous l'influence de la même cause, un nouvel accès de cette folie, et le même traitement a amené chaque fois les mêmes résultats.

VINGT-CINQUIÈME OBSERVATION.

Delirium tremens.

M.***, garçon brasseur, âgé de 28 ans environ, gros et court, adonné à l'ivrognerie, eut un violent accès de delirium tremens, au commencement duquel il essaya de se couper la gorge. Il avait un mauvais couteau et ne se fit heureusement qu'une légère blessure. Il voyait constamment une foule d'animaux fantastiques, il avait une grande agitation et de la carpologie comme les trois précédents; deux bains tièdes de deux jours chacun suffirent pour le rétablir. Je crois que depuis il a eu le courage de résister à sa fatale passion et qu'il n'a pas eu de rechute.

Dans le delirium tremens, la peau des malades est habituellement très-chaude; les ivrognes transpirent beaucoup.

aussi leur sang est-il en général assez peu coagulable. Le bain prolongé agit chez eux de la même manière que dans la folie aiguë, due à la surexcitation directe de la peau.

On ne doit pas être surpris dès lors du puissant effet du bain prolongé comme remède à ce genre de folie.

VINGT-SIXIÈME OBSERVATION.

Démence aiguë.

M. le capitaine *** avait depuis longtemps une tumeur fongueuse du rectum, qui lui faisait perdre une très-grande quantité de sang. Habilement opéré à Lyon, par le savant chirurgien de l'Hôtel-Dieu, M. le docteur Pétrequin, il contracta bientôt après un violent dévoiement et il arriva exténué à Paris, où il tomba dans la plus complète démence. On me l'amena plusieurs mois après, n'ayant qu'un très-petit nombre d'idées fausses et se rapportant toutes à ses besoins matériels. Sa peau était froide et pâle, ses digestions mauvaises.

Je pensai que, chez ce monsieur, la démence était le résultat seulement du profond affaiblissement produit par des pertes de sang considérables et par le dévoiement. Je prescrivis à l'intérieur des amers et un régime suffisamment tonique. Je prescrivis des bains alcalins prolongés pendant 6 heures par jour. Ce traitement améliorait lentement l'état de M.***, quand, à la suite d'un refroidissement, il eut beaucoup d'oppression et de toux, un point de côté, des crachements de sang et du râle souscrépitant dans le poumon gauche; une saignée de deux palettes me fournit un sang peu coloré et presqu'incoagulable. Des inspirations ammoniacales et des opiacés firent promptement raison de ce dernier accident, mais il fut bientôt remplacé par une bouffissure générale, par de l'anaxarque, qui céda à son tour aux lotions de teinture de digitale et aux apéritifs. Un peu plus tard je prescrivis de nouveau les grands bains, mais sans les additionner de soude, et je leur adjoignis des douches écossaises ou alternativement froides et chaudes. Je commençai par de l'eau à 24 et de l'eau à 28 degrés Réaumur. Notre malade supporte maintenant l'eau froide à 20 degrés. Tout ce traitement dure depuis 80 jours seulement et le capitaine est en pleine convalescence; il a beaucoup d'idées et n'a plus que des idées justes; sa mémoire fait chaque jour de nouveaux progrès.

Ici encore la peau a joué un rôle très-important, mais à l'inverse de la folie, elle n'avait plus assez de tension électrique et le cerveau ne pouvait plus penser.

Je pourrais ajouter d'autres faits à ces observations que je crois dignes d'intérêt, mais elles sont en nombre suffisant pour appeler l'attention des praticiens; pour leur montrer qu'il y a beaucoup à faire dans cette voie nouvelle où je les appelle avec moi; elles suffisent aussi pour justifier mes idées théoriques, pour rendre un peu d'espoir aux nombreux parents des fous que l'on ne soigne nulle part aujourd'hui ou nulle part convenablement, et pour rassurer aussi sur leur avenir les personnes qui ont été folles elles-mêmes, et qui se croyaient, à cause de cela, irrévocablement frappées dans l'organe de la pensée et déchues en grande partie de leur dignité d'homme.

www.ingramcontent.com/pod-product-compliance
Ingram Content Group UK Ltd.
Pitfield, Milton Keynes, MK11 3LW, UK
UKHW031952260826
14628UKWH00005B/2003

9 782019 657895